감기에 걸리지 않는법

감기에 걸리지 않는법

ⓒ JGW, 2025

초판 1쇄 발행 2025년 12월 15일

지은이   JGW
펴낸이   이기봉
편집   좋은땅 편집팀
펴낸곳   도서출판 좋은땅
주소   서울특별시 마포구 양화로12길 26 지월드빌딩 (서교동 395-7)
전화   02)374-8616~7
팩스   02)374-8614
이메일   gworldbook@naver.com
홈페이지   www.g-world.co.kr

ISBN   979-11-388-5081-0 (03510)

21세기 면역

감기에
걸리지
않는법

JGW 지음

좋은땅

인사말

이 책을 통해 여러분이 건강한 삶을 유지하고, 스스로의 면역력을 강화할 수 있는 방법을 찾을 수 있기를 바랍니다.

몸은 스스로를 치유하는 강력한 능력을 지니고 있음을 확인했습니다. 이를 활용하는 것이 건강한 삶을 유지하는 비결입니다. 건강은 우리가 매일 쌓아가는 작은 습관의 결과입니다. 작은 변화가 모이면 놀라운 결과를 가져올 수 있습니다.

이 책이 여러분의 건강한 미래를 위한 하나의 길잡이가 되기를 바랍니다. 모두가 건강하고 행복한 삶을 살아가기를 진심으로 기원합니다. 감사합니다.

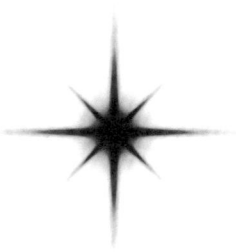

יְהוָה יִסְעָדֶנּוּ עַל־עֶרֶשׂ דְּוָי כָּל־מִשְׁכָּבוֹ הָפַכְתָּ בְחָלְיוֹ:
תהילים מ"א:ג

"여호와께서 그를 병상에서 붙드시고 그가 누워 있을 때마
다 그의 병을 고쳐 주시나이다."

시편 41:3

지금부터 1년에 최소 2-3번의 감기에 걸리던 내가, 지난, 8년 동안 단 한 번의 감기에 걸리게 된, 스토리를 전하려 한다.

우리 사회에서 지속적인 성장과 행복은 중요한 목표이다. 그리고 이를 위해서는 건강이 필수적인 요소이다.

그러나 감기는 단순한 불편함을 넘어, 업무 효율성과 일상의 균형을 무너뜨리는 주요 요인 중 하나다.

감기에 걸리면 업무가 중단되고, 회복 후에도 정상적인 컨디션을 되찾기가 쉽지 않으며, 누적된 피로와 생산성 저하로 이어질 수 있다.

특히 감기의 큰 문제는 예측이 어렵고, 언제든 찾아올 수 있다는 점이다. 중요한 순간에 건강이 무너지면 개인의 성과뿐만 아니라 장기적인 목표에도 영향을 미칠 수 있기에 고민이 컸다.

고민 끝에 근본적인 질문을 던졌다.

"왜 사람은 감기에 걸리는 것일까?"

이 단순한 물음은 면역 체계와 감염 메커니즘에 대한 깊이 있는 연구로 이어졌으며, 그 과정에서 면역력을 최적화하면 감기를 예방하고 신체가 보다 안정적으로 기능할 수 있다는 사실을 확인했습니다.

이 책은 지난 8년간의 연구와 임상적 체험, 그리고 과학적 근거를 바탕으로 집필되었습니다.

여기에는 단순한 지식 전달을 넘어, 누구나 실천할 수 있는 감기 예방 전략과 면역 활성화 방법이 담겨 있습니다.

올바른 인식과 접근, 그리고 훈련을 통해 우리는 언제든지 스스로의 건강을 지킬 수 있습니다.

이 책을 통해 감기 예방을 넘어 면역 체계를 근본적으로 이해하고, 강화하여 건강한 삶을 지속하는 데 도움이 되기를 바랍니다.

목차

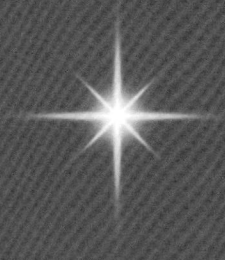

제1장

감기의 원인

1. 감기의 원인

감기라는 질병을 정복하려면 먼저 감기에 대한 이해가 필요하다.

감기에 걸리는 원인은 무엇일까?
감기의 근본적인 원인은 바이러스 감염이다.

감기는 바이러스에 의해 발생하는 감염성 질환이며, 대표적인 감기 바이러스에는 리노바이러스, 코로나바이러스, 아데노바이러스, 파라인플루엔자 바이러스 등이 있다.

2. 주요 원인

1) 바이러스 감염

감기는 바이러스에 의해 발생한다.

2) 전파 경로

감기 바이러스는 주로 다음과 같은 방법으로 전파된다.

공기 중 전파
감염된 사람이 기침이나 재채기를 할 때 공기 중으로 퍼지는 미세한 비말을 통해 다른 사람에게 전파된다.

직접 접촉
감염자의 손이나 피부와 접촉하는 과정에서 바이러스가 전파될 수 있다.

오염된 표면을 통한 전파
바이러스가 묻은 문손잡이, 스마트폰, 식기류 등을 만진 후 눈, 코, 입을 만지면 감염될 가능성이 높아진다.

3) 감기의 치료제

많은 사람들이 감기에 걸렸을 때 치료제를 찾지만, 사실상 감기를 완전히 치료하는 약은 현재 없다.

현재 감기 치료제로 알려진 약들은 바이러스를 제거하는 것이 아니라, 감기 증상을 완화하는 역할을 한다.

4) 치료제가 없는 대표적인 이유

① 감기를 유발하는 바이러스가 너무 다양하다.
② 감기 바이러스는 인체 세포 안에서 증식한다.

- 감기는 단 하나의 바이러스가 아니라 200종 이상의 다양한 바이러스 등에 의해 발생한다.
- 특정 바이러스를 치료하는 약이 개발된다고 해도, 다른 감기 바이러스에는 효과가 없다.
- 또한 감기 바이러스는 빠르게 변이하므로, 치료제를 개발해도 변종이 나타나면 효과가 제한될 가능성이 매우 높다.
- 감기 바이러스는 세균과 달리 인체 세포 내부에서 증식한다.
- 세균은 항생제로 직접 제거할 수 있지만, 바이러스를 죽

감기에 걸리지 않는법

이면서도 인체 세포를 보호하는 약을 만드는 것은 매우
어렵다.

현재까지 일부 항바이러스제가 존재하지만, 감기 바이러스
에는 효과가 제한적이다.

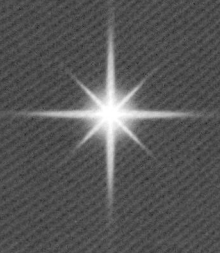

제2장

감염 과정

1. 감염과 바이러스 증식

- 감염된 세포 내부에서 바이러스가 빠르게 복제되어 새로운 바이러스 입자를 생산한다.
- 감염 초기 8~12시간 이내에 수천 개의 바이러스가 생성되며, 감염된 세포가 파괴되면서 염증반응이 시작된다.

2. 면역반응 활성

- 면역세포가 감염된 부위를 감지하고, 바이러스를 제거하기 위한 면역반응을 개시한다.
- 면역반응 과정에서 발열, 콧물, 기침 등의 증상이 나타나며, 이는 바이러스를 배출하고 제거하기 위한 신체 방어 기제이다.
- 면역반응이 강할수록 감염 증상이 심하게 나타날 수도 있다.

우리가 경험하는 감기 증상은 바이러스 자체의 영향뿐만

아니라, 면역 체계가 감염과 싸우는 과정에서 발생하는 현상
이다.

즉, 면역반응을 우리는 감기라 부르는 것이다.

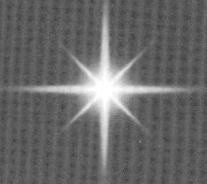

제3장

감염 최소량

1. 감염 최소량이란?

감기로부터 자유로워지기 위해 알아야 할 점은 감기 감염에 있어 바이러스의 "감염 최소량"이 있다는 것이다.

일반적으로 감기를 유발하는 리노바이러스를 예로 들면, 단 1~30개의 바이러스 입자만으로도 감염이 유발될 수 있다.

그러나 실제 감염 여부는 개인의 면역 상태, 바이러스 변종, 전파 경로 등의 요인에 따라 달라질 수 있다.

- 리노바이러스 감염 최소량: 약 1~30개 입자
- 인플루엔자 바이러스 감염 최소량: 약 100~1,000개 입자
- 코로나(일반감기변종) 감염 최소량: 약 100~1,000 개 입자
- 아데노바이러스 감염 최소량: 약 1,000개 이상(더 많은 바이러스가 필요함)

이처럼 감기는 일정한 조건이 충족될 때 비로소 우리 몸에 영향을 미치는 질환이다.

감기에 걸리지 않는법

따라서 감기에 걸리려면 일정량 이상의 바이러스가 체내로 침투해야 하며, 이를 감염 최소량(Infectious Dose) 또는 감염 접종량(Infectious Inoculum)이라고 한다.

이처럼 감기 바이러스가 체내에 들어온 후 바이러스가 증식하면 일정한 임계값을 초과했을 때 감기 증상이 나타난다.

얼마나 많은 바이러스가 체내에 있어야 할까?

연구에 따르면 바이러스 입자가 10,000개 이상 존재하면 감염 증상이 더욱 명확하게 나타날 가능성이 크다.

실제로 면역력이 강한 사람은 같은 바이러스 양에 노출되더라도 증상이 약하거나 전혀 나타나지 않을 수도 있다.

즉, 우리는 매 순간 다양한 바이러스에 노출되며, 감염 과정이 진행되지만, 바이러스의 개체 수가 10,000개를 넘어서는 시점부터 면역 체계가 이를 방어하는 데 어려움을 느끼고, 이 과정에서 면역반응이 본격적으로 활성화되면서 회복 과정이 진행됨과 함께 감기 증상이 동반된다.

그러나 감염 초기부터 면역 체계가 효과적으로 작동한다면 감기 증상이 경미하거나 아예 나타나지 않을 수도 있다.

따라서 면역력을 강화하고, 초기 감염을 차단하는 것이 감기 예방의 핵심이다.

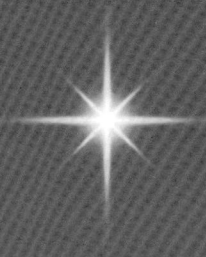

제4장

면역과정

결론적으로, 감기는 면역 체계가 자연적으로 치유한다.

대부분의 감기 환자는 1~2주 내에 자연적으로 회복되며, 이는 우리 몸의 면역 시스템이 감기 바이러스를 제거하는 과정에서 이루어진다.

감기가 특정한 치료제 없이도 저절로 낫는 이유는 우리 면역 체계가 바이러스를 인식하고 대응하는 능력을 충분히 갖추고 있기 때문이다.

1. 감기가 회복되는 데 걸리는 시간

감기에 걸렸을 때, 우리 몸의 면역 시스템은 감염된 세포를 제거하고 회복하는 과정을 거친다.
감기의 진행 과정은 다음과 같이 단계별로 나눌 수 있다.

감기에 걸리지 않는법

1) 감기의 회복 과정

면역 반응 단계	기간	면역 반응
바이러스 침입	0~1일	감기 바이러스가 호흡기 점막을 통해 체내로 침입
선천 면역 반응 활성화	1~3일	인터페론, 대식세포, NK 세포가 작동하여 초기 방어
바이러스 증식, 후천 면역개입	3~5일	B 세포(항체)와 T 세포가 활성화되어 감염된 세포를 제거
면역 반응 절정, 증상 최고조	5~7일	기침, 콧물, 발열 등 감염과 싸우는 증상이 가장 심한 시점
면역 반응 감소, 회복 단계	7~14일	바이러스 대부분 제거, 증상 완화 후 회복

감기는 흔한 질환이지만, 면역력이 저하된 상태에서 감염될 경우 합병증이나 심각한 건강 문제를 유발할 수 있고, 단순한 바이러스 감염이 아니라 전신 건강에 영향을 미칠 수 있으며, 생활 패턴에도 영향을 줄 수 있다. 그러므로 적절한 예방과 관리가 필수적이다.

2) 감기를 가볍게 여겨서는 안 되는 이유

반복 감염 시 만병의 근원

감기가 반복될 경우, 회복 속도가 느려지고 다른 감염병에 취약해질 가능성이 높아진다.

감기는 만성 질환을 악화시킬 수 있다

감기가 장기간 지속될 경우, 천식, 만성 기관지염, 당뇨병, 심혈관 질환과 같은 기존의 만성 질환을 악화시킬 수 있다. 따라서 감기에 걸린 경우, 증상을 면밀히 관찰하고 조기에 대처하는 것이 중요하다.

감기는 면역력을 약화시키며 2차 감염을 유발할 수 있다

감기에 걸리면 면역 체계가 약화되어 세균성 폐렴, 중이염, 기관지염 등의 합병증이 발생할 가능성이 높아진다. 특히 어린이, 노인, 만성 질환자는 감기로 인해 심각한 건강 문제를 겪을 위험이 크므로 주의가 필요하다.

감기는 신체 전신 건강에 영향을 미친다

감기 바이러스 감염 시 신체는 면역 반응을 활성화하는 과정에서 많은 에너지를 소모하게 된다. 이로 인해 기침, 수면 장애, 피로, 스트레스 증가가 나타날 수 있으며, 장기적으로 면역력 저하를 초래할 수 있다.

감기는 강한 전염성을 가지며, 주변인에게 영향을 미칠 수 있다

감기는 비말(기침, 재채기) 및 접촉 전파(손, 물건 표면)를 통해 쉽게 전파된다. 특히 영유아, 노인, 면역 저하자가 감염될 경우 심각한 합병증으로 이어질 가능성이 높으므로, 감기 증상이 있을 경우 타인과의 접촉을 최소화하고 개인 위생을 철저히 관리해야 한다.

결론: 감기는 예방과 초기 관리가 핵심

감기 증상이 나타날 경우 무리하지 않고 조기에 관리하는 것이 빠른 회복과 합병증 예방의 핵심이다.

제5장

면역체 필요 수

바이러스 1개를 제거하는 데 사용되는 면역세포 수는 몇 개일까.

바이러스 1개를 제거하는 과정에는 여러 면역세포가 작용한다.

1. 선천면역(1차 방어)

- Macrophages: 바이러스를 포식하여 제거(1개당 1개 이상 필요)
- NK Cells: 감염된 세포를 사멸(바이러스 1개를 가진 감염된 세포 당 NK 세포 1개 이상 필요)

2. 적응면역(2차 방어)

- CD8$^+$ T Cells: 감염된 세포를 직접 파괴(바이러스 1개당 1개 이상 필요).
- B세포 및 항체(면역글로불린, IgG, IgA): 항체 10~100개

가 바이러스 1개를 중화.

바이러스 1개를 제거하는 데는 최소 1~3개의 면역세포와 수십 개 이상의 항체가 필요하다. 감염된 세포까지 고려하면 수십~수백 개의 면역세포가 동원될 수 있다.

즉, 체내에서 수백만~수십억 개의 바이러스가 증식하게 되면 엄청난 수의 면역세포가 필요하게 된다. 전체적인 감염을 치료하려면 수백억 개의 면역세포가 동원되며, 신체가 부담해야 하는 역할도 커질 수밖에 없다.

따라서, 면역 체계가 원활하게 작동하지 않으면 감염이 지속될 가능성이 높아진다. 감염 초기 시점에 신속하고 강력한 면역반응이 일어나도록 면역력을 최적화하는 것이 감기 예방의 핵심이다.

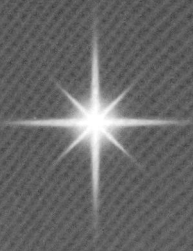

제6장

면역세포의 수

사람의 면역세포는 주로 백혈구(White Blood Cells, WBC)
로 구성되며, 이는 혈액뿐만 아니라 림프절, 비장, 골수, 점막
등 다양한 조직에 분포한다.

1. 혈액 속 백혈구(면역세포) 개수

- 정상 성인의 혈액 1μL(마이크로리터)당 4,000~11,000개.
- 혈액 1L당 약 40억~110억 개.
- 성인(약 5L 혈액 기준) 총 200억~550억 개.
- 림프절, 비장, 조직에 있는 면역세포까지 포함하면 총 1
  조 개(10^{12}) 이상으로 추정.

2. 면역세포의 수량

즉, 성인은 약 1조 개 이상의 면역세포를 보유하고 있으며,
이는 초기 감염 방어 및 신속한 면역반응을 가능하게 한다.
면역 체계를 적절히 활성화할 경우, 체내 바이러스를 효과

감기에 걸리지 않는법

적으로 제거하고 건강한 신체 상태를 유지할 수 있는 것이다.

이처럼 우리는 초기 바이러스가 침투한 시점, 소량의 바이러스는 아주 쉽게 치유할 능력을 충분히 가지고 있다.

다만, 면역계의 활성화는 바이러스의 침투를 인식하는 과정이 필요하므로 바이러스에 완전히 감염되었을 때 매우 활발히 일어난다. 따라서 면역계를 감염 초기 시점에 자유롭게 활성시킬 수만 있다면, 모든 시점에서 모든 바이러스를 자가 치유함과 동시에 항상 깨끗한 몸 상태를 유지할 수 있다.

제7장

면역 활성화

자유롭게 면역 체계를 활성화하는 방법은 무엇일까?

여기서 조건은 우리는 매순간 바이러스에 노출되기 때문에 감염 초기 시점에 항상 빠르게 면역계를 활성화할 수 있어야 한다.

따라서 병원에 가거나 약을 처방받는 것은 시간과 장소의 제약이 동반되므로, 증상이 심화되는 시간이 포함된다.

그렇다면 자연적으로 면역 체계를 활성화하는 방법이 있을까?

결론만 말하자면,
신체는 외부 자극을 감지할 수 있지만, 이를 반드시 인식하는 것은 아니라고 한다.
그러나 뇌는 감지한 정보와 인식한 정보를 동일하게 처리하는 경향이 있다고 한다.
즉, 특정한 자극을 상상하는 것만으로도 실제 신체 반응을 유도할 수 있다고 한다.

감기에 걸리지 않는법

심리적 상상을 사용하기로 했다.

얼마나 유도할 수 있을까?

1. 심리적 상상이 신체 반응을 유발하는 과학적 연구

다양한 연구들은 인간의 뇌가 상상과 현실을 명확하게 구별하지 못하며, 심리적 경험이 물리적인 신체 반응을 유도할 수 있음을 입증했다.

심리적 상상이 신체 반응을 얼마나 유도할 수 있는지 확인하기 위한 대표적인 과학적 연구와 실험을 소개하며, 심리적 상상이 신체에 미치는 영향을 분석해 보았다.

1) 온도 상상이 실제 피부 온도를 변화시킬 수 있는가?

1978년, 레이보비츠(Leybovitz)와 페데르센(Pedersen)은 온도 상상이 실제 신체 반응에 미치는 영향을 연구했다.

- 연구 참가자들은 뜨거운 사막을 걷는 장면과 얼어붙은 겨울 속에서 서 있는 장면을 상상했다.
- 연구진은 피부 온도와 땀 분비량을 측정했다.
- 결과적으로, 더운 환경을 상상한 참가자들은 피부 온도가 상승 하고 땀이 분비되었으며, 추운 환경을 상상한 참가자들은 피부 온도가 낮아지고 닭살이 돋았다.

이 연구는 단순한 상상만으로도 신체의 온도 조절 시스템이 활성화될 수 있음을 보여 주었다.

2) 신맛을 상상하는 것만으로도 침이 고일 수 있는가?

1985년, 올크스(Olks)와 아만트(Amant)는 특정 감각을 상상하는 것만으로도 실제 생리적 반응을 일으킬 수 있는지를 연구했다.

- 연구 참가자들에게 "신 레몬을 자르고, 즙이 입안에 닿는 순간"을 생생하게 상상하게 했다.
- 실험 결과, 참가자들의 침 분비량이 실제 레몬을 먹을 때

와 거의 비슷한 수준으로 증가했다.

이 연구는 단순한 상상이 실제 미각 신경과 연관된 생리적
반응을 유도할 수 있음을 증명했다.

3) 운동을 상상하는 것만으로도 근력이 증가할 수 있는가?

1994년, 시퍼(Shiffer)와 마피오(Mapio)는 운동 상상이 실제
근육 강화에 미치는 영향을 연구했다.

참가자들은 두 그룹으로 나뉘었다.
한 그룹은 "실제 운동을 수행" 다른 그룹은 "운동하는 장면
을 머릿속에서 생생하게 상상" 연구 기간은 6주 동안 진행되
었으며, 실험 후 근력 변화를 측정하였다.

연구 결과
- 실제 운동을 수행한 그룹의 근력은 30% 증가.
- 운동을 상상한 그룹도 22%의 근력 증가를 보였다.

운동을 단순히 상상하는 것만으로도 신경 근육 회로가 활성화될 수 있음을 시사한다.

4) 상상만으로 혈압과 심박수가 상승할 수 있는가?

2013년, 레인즈(Raines)와 알버트(Albert)는 참가자들에게 "맹수가 자신을 쫓아오는 장면"을 머릿속에서 생생하게 떠올리도록 했다.

뇌 활동을 측정하기 위해 기능적 자기공명영상(fMRI)와 심박수를 분석했다.

실험 결과

- 참가자들은 실제 공포를 경험할 때와 유사한 신체 반응을 보였다.
- 뇌의 편도체(두려움을 조절하는 영역)가 활성화되었으며, 심박수와 혈압이 상승했다.

이 연구는 우리의 몸이 상상 속 위험을 실제 상황처럼 받아

들일 수 있음을 보여 준다.

5) 가상 현실(VR) 환경에서도 신체가 반응할 수 있는가?

2018년, 프리맨(Freeman)과 로이스터(Loyster)는 가상 현실(VR) 환경에서 시각 인지만으로 온도 착각이 발생할 수 있는지를 연구했다.

참가자들은 VR을 통해 "사막과 설원을 여행하는 체험"을 하였다. 연구진은 참가자들의 피부 온도와 땀 분비량을 측정했다.

실험 결과
- 실제 온도가 변화하지 않았음에도 불구하고, 참가자들은 가상 환경에 따라 피부 온도가 변하고 땀을 흘렸다.

이 연구는 우리의 신체가 가상 환경을 현실처럼 받아들이고, 이에 맞춰 생리적 반응을 보일 수 있음을 입증했다.

2. 심리적 상상이 유발하는 신체 반응의 주요 사례

① 온도를 상상하면 실제 피부 온도가 변화할 수 있다.
② 신맛을 상상하면 실제로 침이 분비될 수 있다.
③ 운동을 상상하면 근육이 강화될 수 있다.
④ 공포를 상상하면 신체가 실제 위험에 처한 것처럼 반응할 수 있다.
⑤ 가상 현실(VR) 환경에서도 뇌는 신체 반응을 조절할 수 있다.

결론적으로, 심리적 상상은 실제 신체 반응을 유발할 수 있으며, 면역 체계의 활성화에도 적용될 가능성이 있다.

이러한 연구 결과를 바탕으로, 면역력을 활성화하거나 면역력을 강화하는 데에도 심리적 상상을 활용하는 것이 가능할 것으로 보인다.

감기에 걸리지 않는법

제8장

삶에 적용하기

1. 삶에 적용하기

1) 면역 체계를 활성화하는 방법

감기에 걸렸을 때, 신체가 보내는 신호에 집중해 보기로 했다.
나는 신체가 실제 감기에 걸렸을 때와 동일한 감각을 인지하는 것이 핵심이라 판단했다.
우리의 신체는 감지와 인식의 방식을 갖고 있으며, 면역계 활성의 시작 또한 일차적 접근이 옳은 방향이라고 생각했다.

2) 면역 활성화의 핵심 원리

심리적 상상을 사용하는 방법은 단순했다.
감기에 걸렸을 때 느끼는 신체 고유 신호에 집중하는 것.

나의 경우를 예로 들면, 감기에 걸리기 직전 코끝이 가렵고 매캐한 느낌이 들기 시작했다. 약간의 신체의 떨림이 동반되며, 목 후두부의 가장 높은 부분에서 가벼운 가려움이 감지되었다.

다음으로, 감기에 완전히 걸렸을 때의 신체 신호를 분석했다.

- 어깨가 움츠러들고 약간의 오한이 느껴진다.
- 코의 안쪽에 있는 비강이 완전히 막힌 느낌이 동반된다.
- 신체는 스스로를 치유해야 한다는 본능적 마음을 형성한다.

감염이 진행되지 않은 평소 상태에서는 체내 바이러스 침투량이 최소 감염 임계값 미만일 것이므로, 강한 면역반응이 요구되지 않을 것으로 판단했다.

여러 차례의 실험과 연구 끝에 가장 단순하면서도 강력한 면역 체계 활성화 방법을 찾았고, 이를 실제로 적용해 보았다.

3) 면역 활성화 훈련

① 감기에 걸린 듯한(각자 개인의 고유) 신체적 느낌을 상상하며 면역 체계를 자극한다.
② 신체는 이를 실제 감염과 동일하게 받아들이며, 면역 반

응을 활성화한다.

③ 5분 동안 활성상태를 유지한다.

4) 훈련 빈도와 시간

하루에 한 번 5분 진행.

이후 일주일에 한 번으로 조정.

이후 한 달에 한 번.

결과는 놀라웠다. 정말 감기에 걸리지 않기 시작한 것이다.

5) 면역 활성화 훈련의 효과

면역 치료를 하면 몸이 한결 가벼워지고 정신이 맑아지는
것을 경험할 수 있었다. 컨디션이 더욱 좋아지면서 하루를 평
소보다 활기차게 시작할 수 있어졌다.

이 실험을 통해 면역력은 단순한 신체 기능이 아니라, 우리
의 인식과 감각, 그리고 신체와의 연결을 통해 얼마든지 강화

할 수 있는 능력이라는 사실을 알게 되었다.

면역력을 단순한 생리적 반응으로만 바라봤지만, 실제로는 우리의 신체와 의식이 조화를 이루는 과정에서 더욱 강력해 질 수 있다는 것을 깨달았다. 중요한 것은 이를 깨닫고 활용하 는 법을 배우는 것이었다.

자신의 몸은 자신이 가장 잘 아는 존재이며, 면역 체계를 훈 련하는 방법 또 한 자신에게 맞는 방법으로 찾아야 한다.

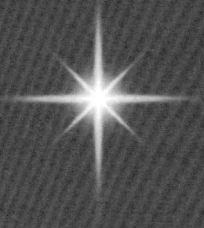

제9장

면역 치료가 가져온 효과

1. 면역 치료의 궁극적인 효과

"그렇다면 이후로도 계속 감기에 걸리지 않았느냐?"

단 한 번이었다.
한때는 1년에, 최소 2~3번씩 감기에 걸리던 내가 지난 8년
동안 단 1번의 감기에 걸렸다.

그러나 그 한 번의 감염조차도 나의 면역 체계가 얼마나 강
력하게 성장했는지를 증명하는 계기가 되었다.

그것은 바로 코로나 팬데믹 시절이었다. 나는 면역 체계를
최적화한 상태라면 감기에 걸리지 않을 것이라는 확신을 가
지고 있었고, 이를 증명하고자 코로나에 걸린 친구에게 상황
을 설명한 뒤, 3일 동안 함께 생활하게 되었다.

예상대로, 내 몸은 바이러스에 압도되지 않았다.
오히려 면역 체계가 새로운 도전에 맞서며 더욱 강하게 반
응하는 듯한 감각을 느꼈다.

그러나 셋째 날, 나는 명확하게 최소 감염 임계값이 초과되었음을 인지했다.

바이러스가 일정 수준을 넘어섰고, 이제는 내 몸이 본격적으로 싸워야 할 시점이라는 것을 분명히 느낄 수 있었다.

그러나 이후 결과는 놀라웠다.

많은 사람들이 최소 14일 이상 심한 증상을 겪는 코로나가 단 3일 만에 완치됐다.

감염은 피할 수 없었지만, 내 면역 체계는 그 어느 때보다 빠르고 강하게 대응했다.

2. 면역 치료의 새로운 가능성

이 경험을 통해 나는 알게 되었다. 면역 치료는 단순한 예방을 넘어, 실제 감염 상황에서도 회복 시간을 단축할 수 있는

도구라는 것을.

이제 나는 면역 치료를 넘어 더 높은 수준의 자가 치유와 신체 최적화 방법을 탐구하려 한다.

우리의 몸은 단순한 생물학적 시스템이 아니었다. 올바른 인식과 훈련을 통해 면역력을 강화할 수 있고, 스스로 치유하는 능력을 가진 유기체였던 것이다. 감기는 물론, 더 많은 질병과 신체적 한계를 극복할 가능성이 열려 있다.

3. 바이러스가 증식할 숙주 세포를 찾지 못하면 어떻게 될까?

여기서, 재미있는 사실은 바이러스의 특성상 자기 혼자서는 생존하거나 증식할 수 없기 때문에 감기 바이러스가 증식할 숙주 세포를 찾지 못하면 결국 소멸하게 된다.

1) 생존 시간 경과 후 자연 소멸

- 감기 바이러스는 스스로 복제할 능력이 없으며, 시간이 지나면 단백질과 RNA로 이루어진 비활성 상태로 존재하게 된다.
- 시간이 지나면 외부 환경 요인(햇빛, 건조, 온도 변화, 자외선 등)에 의해 바이러스 외피가 손상되어 감염력이 사라진다.
- 바이러스는 숙주 세포 내부에 들어가야만 자신의 유전물질(RNA 또는 DNA)을 복제하고 증식할 수 있다.

감기 바이러스는 단독으로 생존할 수 없으며, 일정 시간이 지나면 자연적으로 소멸하게 됩니다.

부록

-

감기의 원인

1. 배경

감기는 전 세계적으로 가장 흔한 급성 상기도 감염으로, 대체로 자연 치유되는 질환이지만 의료 이용과 경제적 손실 측면에서 막대한 사회적 부담을 초래한다.

감기의 원인과 병태생리를 명확히 이해하는 것은 정확한 진단, 합병증 예방, 그리고 불필요한 항생제 사용을 줄이는 데 중요하다.

감기의 90% 이상은 바이러스 감염에 의해 발생하며, 라이노바이러스가 전체의 25~40%를 차지한다. 그 외 코로나바이러스, 아데노바이러스, 파라인플루엔자바이러스, RSV, 엔테로바이러스 등이 주요 원인으로 밝혀졌다. 비감염성 요인으로는 기후 변화, 환경 오염, 수면 부족, 스트레스 등이 있으며, 이는 감염의 발생과 증상 악화에 기여한다. 대부분 경증이지만 소아, 노인, 면역저하자에서는 중이염, 부비동염, 폐렴 등 합병증으로 이어질 수 있다.

감기의 원인은 다인성(multifactorial)으로, 예방을 위해서는 개인위생 관리가 필요하다.

2. 서론

감기는 인류 역사와 함께해 온 가장 흔한 질환으로, 상부 호흡기를 침범하는 급성 감염성 질환이다. 대체로 가볍게 지나가지만, 소아·노인·만성질환자에서는 합병증을 유발해 공중보건학적으로 큰 부담이 된다. 기존 연구에 따르면 감기의 원인 대부분은 바이러스 감염이며, 여기에 환경적 요인과 숙주의 면역 상태가 더해져 발병과 증상의 중증도를 결정한다.

1) 바이러스성 원인

- 라이노바이러스: 전체 감기의 25~40% 차지, 100종 이상의 혈청형 보유.
- 코로나바이러스: 10~20% 비중, 주로 겨울철 유행.
- 기타 병원체: 아데노바이러스, 파라인플루엔자바이러스,

RSV, 엔테로바이러스.
- 신규 발견 바이러스: 메타뉴모바이러스, 보카바이러스.

2) 비감염성 요인

- 환경적 요인: 기후 변화, 대기 오염, 환경 오염
- 숙주 요인: 면역 상태, 스트레스, 수면 부족
- 전파 경로: 비말·에어로졸 흡입, 직접 접촉, 오염된 물체 (fomite)

3) 임상적 의의

대부분 경증이나, 소아·노인·면역저하자에서 합병증 발생 위험이 크다. 대표적 합병증으로는 중이염, 부비동염, 하부 호흡기 감염이 있다.

감기의 주요 원인은 라이노바이러스를 포함한 다양한 호흡기 바이러스이다. 그러나 환경 요인과 숙주의 상태 역시 발병에 큰 영향을 준다. 특히 계절적 요인과 생활습관은 감기 발생

률과 임상 경과를 좌우한다.

감기의 다인성 병인은 백신 개발을 어렵게 하며, 이러한 특성 때문에 항생제의 불필요한 사용이 빈번하게 발생하였다. 이는 항생제 내성 문제로 이어지므로, 감기의 원인에 대한 명확한 이해와 교육이 필요하다.

감기는 바이러스 감염을 주된 원인으로 하며, 환경적·개인적 요인 또한 중요한 역할을 한다. 정확한 병인 이해는 불필요한 항생제 사용을 줄이고 합병증 예방에 기여한다. 향후 연구는 빠른 원인 진단법, 숙주-바이러스 상호작용 규명, 예방 전략 개발에 집중해야 한다.

3. 감염 과정

감염 과정은 병원체가 숙주에 노출된 순간부터 시작하여, 숙주의 면역 반응 및 방어 기전에 의해 조절되는 복합적 생물학적 현상이다. 이러한 감염 단계는 병원체의 특성과 숙주의 생리적 조건에 따라 달라지며, 각 단계에서의 분자적·세포적 기전을 이해하는 것은 진단, 치료, 예방 전략을 수립하는 데 필수적이다.

1) 방법

본 연구는 감염 과정에 관한 기존의 병태생리학적 문헌을 서술적 고찰 방식으로 분석하였다. PubMed, Scopus, Cochrane Library 및 국내 학술지를 활용하여 1960년 이후 발표된 연구를 검토하였으며, 감염 과정의 주요 단계와 숙주 방어 반응을 체계적으로 정리하였다.

2) 결과

감염 과정은 크게 일곱 단계로 구분된다.

① 병원체 노출 - 외부 환경으로부터 숙주에 접촉되는 첫 단계.

② 부착(Attachment) - 병원체 표면 단백질과 숙주 세포 수

용체의 특이적 결합.

③ 침투 및 탈외피 - 세포 내 진입 및 외피/캡시드 제거 후 유전 물질 방출.

④ 유전자 발현 및 복제 - 바이러스 혹은 세균 유전자의 전사·번역과 복제.

⑤ 조립 및 방출 - 새로운 병원체 입자의 형성과 세포 밖으로의 방출.

⑥ 조직 내 전파 - 인접 조직과 순환계를 통한 확산.

⑦ 숙주 방어와 면역회피 - 선천 면역 및 후천 면역의 활성화, 병원체의 회피 전략.

감염 과정은 단일 사건이 아닌 지속적인 동적 과정으로, 병원체와 숙주 간 상호작용의 결과물이다. 각 단계에 대한 정밀한 이해는 백신 및 항바이러스제 개발, 항생제 내성 대응, 감염 관리 정책 수립에 핵심적 근거를 제공한다.

감염은 인류 보건에 가장 큰 위협 중 하나로, 다양한 병원체(바이러스, 세균, 곰팡이, 기생충 등)에 의해 발생한다.

감염 과정은 병원체의 노출에서부터 숙주 내 면역 회피까지 이어지는 다단계적 병태생리 현상이다. 단계별 기전을 심층적으로 이해하는 것은 감염병 대응 전략의 근간을 마련하며, 임상적 치료제 개발과 공중보건 정책 수립에 중요한 기초를 제공한다.

① 병원체 노출

병원체는 호흡기, 소화기, 점막 등을 통해 숙주에 노출된다. 이 단계는 감염 발생의 필수적 전제 조건이다.

② 부착(Attachment)

바이러스의 스파이크 단백질, 세균의 섬모/표면 단백질 등이 숙주 세포의 특정 수용체와 결합한다. 이는 숙주 특이성과 감염 범위를 결정한다.

③ 침투 및 탈외피(Entry & Uncoating)

외피보유 바이러스는 세포막과 융합하여 침투하며, 외피가 없는 바이러스는 엔도사이토시스를 통해 진입한다. 이후 외피·캡시드가 분해되어 유전 물질이 노출된다.

④ 유전자 발현 및 복제

숙주 세포의 전사·번역 기구를 이용해 병원체 단백질을 합성하고, 유전체를 복제한다. DNA 바이러스와 RNA 바이러스는 서로 다른 전략을 사용한다.

⑤ 조립 및 방출

새로운 병원체 입자가 세포 내에서 조립된다. 일부 바이러스는 세포 용해(lysis)로, 외피보유 바이러스는 발아(budding)로 방출된다.

⑥ 조직 내 전파

혈류, 림프, 신경계를 통해 전신으로 확산된다. 이 과정에서 발열, 염증, 조직 손상과 같은 임상 증상이 나타난다.

⑦ 숙주 방어 및 면역회피

숙주 반응: 인터페론, NK 세포, 항체 반응 등.

병원체 회피 전략: 항원 변이, 면역억제 단백질 분비, 숙주 세포 사멸 회피.

4. 바이러스 증식 과정

바이러스는 독립적인 생명체로서의 증식 능력을 가지지 못하고, 숙주 세포에 기생하여 증식한다.

바이러스는 핵산과 단백질로 이루어진 단순 구조를 가지며, 세균과 달리 독립적인 증식 능력이 없다. 따라서 숙주 세포 내에 침입하여 숙주의 대사 기전을 이용해 증식한다. 이러한 과정은 **부착**(attachment), **침투**(penetration), **탈외피**(uncoating), **전사·번역**(transcription/translation), **복제**(replication), **조립**(assembly), **방출**(release)의 일련의 단계를 거쳐 이루어진다.

1) 부착(Attachment)

바이러스는 숙주 세포 표면의 특정 수용체와 상호작용한다. 이 특이적 결합은 감수성 있는 숙주의 범위와 감염될 조직을 결정한다.

- 예: Rhinovirus는 ICAM-1 수용체, HIV는 CD4와 CCR5/CXCR4 수용체와 결합한다.

2) 침투(Penetration)

외피보유 바이러스는 숙주 세포막과의 융합(fusion)을 통해, 엔도사이토시스(endocytosis, viropexis)를 통해 세포 내로 진입한다.

3) 탈외피(Uncoating)

캡시드 단백질이 제거되어 바이러스 핵산이 세포 내로 방출된다.
이 과정은 감염의 "시작점"으로, 항바이러스제의 주요 표적이 된다.

4) 전사 및 번역(Transcription and Translation)

바이러스 게놈 특성에 따라 mRNA가 합성된다.

- DNA 바이러스: 핵에서 전사 후 세포의 리보솜에서 번역.
- RNA 바이러스: 세포질 내에서 직접 mRNA 역할 수행 가

능(예: (+)ssRNA 바이러스).

초기 단백질(비구조 단백질)은 복제 효소 합성에, 후기 단백질(구조 단백질)은 캡시드 형성에 관여한다.

5) 복제(Replication)

바이러스 핵산이 다수 복제된다.

RNA 바이러스의 경우 RNA 의존성 RNA 중합효소(RdRp)가, DNA 바이러스는 DNA 중합효소가 필요하다.

이 과정에서 변이가 축적되며, 이는 항바이러스제 내성 및 신종 변종 발생의 원인이 된다.

6) 조립(Assembly)

캡시드 단백질과 핵산이 결합하여 새로운 바이러스 입자(virion)가 형성된다.

대부분 세포질에서 조립되지만, 일부 DNA 바이러스는 핵 내에서 조립된다.

7) 방출(Release)

- 외피비보유 바이러스: 세포 용해(lysis)를 통해 방출.

이 단계에서 세포 손상이 극대화되어 병리적 증상이 발생한다.

바이러스 증식 과정은 감염병 발생의 근본 메커니즘으로, 각 단계는 항바이러스제 개발의 표적이 된다. 부착과 침투 단계는 감염 차단, 탈외피와 복제 단계는 바이러스 증식 억제, 방출 단계는 전파 억제의 핵심 지점이 된다. 따라서 증식 과정을 이해하는 것은 감염병 치료와 예방 전략 수립의 핵심이다.

핵심어(Keywords)
바이러스 증식, 부착, 침투, 탈외피, 복제, 조립, 방출

부록

-

바이러스의 체내 증식 메커니즘

(Mechanisms of Viral Replication within Host Cells)

1. 서론(Introduction)

바이러스는 독립적으로 증식할 수 있는 능력을 갖추지 못한 미생물로, 숙주 세포의 대사 및 합성 기구를 이용하여 증식을 수행한다. 최근 코로나바이러스감염증-19(COVID-19) 팬데믹을 포함한 다양한 신·변종 바이러스의 출현은 바이러스 증식 메커니즘에 대한 심층적 이해의 필요성을 부각시켰다. 숙주 내 증식 과정을 규명하는 것은 항바이러스제 개발, 백신 전략 수립, 감염 확산 방지 정책 마련에 있어 핵심적인 기반이 된다. 본문에서는 바이러스의 체내 증식 과정을 단계별로 분석하고, 주요 기전 및 병태생리적 의의를 고찰한다.

2. 본론(Main Body)

1) 부착(Attachment)

바이러스 표면 단백질은 숙주 세포막에 존재하는 특정 수용체와 결합한다. 예를 들어, 인플루엔자 바이러스는 숙주

감기에 걸리지 않는법

세포의 시알산(sialic acid) 잔기에 결합하며, SARS-CoV-2는 ACE2 수용체와 결합한다. 이러한 특이적 상호작용은 바이러스의 조직 친화성(tropism)과 숙주 범위를 결정한다.

2) 침투 및 탈외피(Penetration and Uncoating)

외피보유바이러스는 세포막과 융합(fusion)하거나 엔도시토시스(endocytosis)를 통해 세포 내로 침입한다. 이후 바이러스 외피와 캡시드가 분해되며 핵산이 방출(uncoating)된다. 이 단계는 항바이러스제의 표적이 될 수 있는 중요한 과정이다.

3) 유전자 발현 및 단백질 합성(Gene Expression and Protein Synthesis)

바이러스 핵산은 숙주의 전사·번역 기구를 이용하여 바이러스 단백질을 합성한다.

DNA 바이러스는 주로 숙주의 핵에서 전사와 복제가 이루어진다.

RNA 바이러스는 세포질에서 직접 번역되거나 RNA 의존성

RNA 중합효소를 이용한다.

레트로바이러스는 역전사효소(reverse transcriptase)를 통해 RNA를 DNA로 전환 후, 숙주 게놈에 통합한다.

4) 게놈 복제(Genome Replication)

바이러스 게놈의 복제는 핵산 종류에 따라 다르게 진행된다. RNA 바이러스는 고유한 RNA 중합효소를 사용하며, DNA 바이러스는 세포 내 DNA 중합효소를 활용하거나 자체 효소를 암호화한다. 이 과정에서 에러율이 높은 RNA 바이러스는 변이 발생 빈도가 높아 백신 개발에 어려움을 준다.

5) 조립 및 성숙(Assembly and Maturation)

합성된 단백질과 게놈은 세포질 또는 핵에서 조립되어 새로운 비리온(virion)을 형성한다. 일부 바이러스는 단순히 조립되지만, HIV와 같은 바이러스는 단백질 절단(proteolytic cleavage)을 통한 성숙(maturation)이 필요하다.

6) 방출(Release)

외피보유바이러스는 숙주 세포막에서 발아(budding)를 통해 방출되며, 이 과정에서 외피를 획득한다.

외피가 없는 바이러스는 세포 용해(cell lysis)를 통해 방출되어 세포 사멸을 유도한다.

7) 결론(Conclusion)

바이러스의 체내 증식은 부착 → 침투 및 탈외피 → 유전자 발현 → 게놈 복제 → 조립 및 성숙 → 방출의 일련의 과정으로 이루어진다. 이 과정에서 숙주의 대사 시스템을 철저히 활용함으로써 바이러스는 짧은 시간 내 대량 증식을 가능하게 한다. 증식 과정에 대한 정밀한 이해는 항바이러스제의 표적 발굴, 백신 전략의 최적화, 신변종 바이러스 대응 체계 마련에 핵심적이다. 향후 연구는 숙주-바이러스 상호작용의 세부 메커니즘을 밝히고, 이를 기반으로 한 치료·예방 기술 개발에 집중해야 할 것이다.

3. 본론 - 비말 기반 최소 감염량 추정

1) 비말 입자의 크기와 전파 특성

바이러스는 독립적으로 공기 중에 부유하기보다는, 주로 **비말(droplet)**에 포함되어 전파된다.

일반적으로 바이러스의 크기는 20~300nm 범위로 알려져 있으며, SARS-CoV(60-120nm), MERS-CoV(150-320nm), SARS-CoV-2(50-200nm)가 대표적이다.
비말의 크기는 수 μm에서 수백 μm까지 다양하다.

연구에 따르면 말할 때는 1-10μm 크기의 비말이 주로 발생하며, 기침 시에는 **1-10μm와 100-1000μm의 이중 분포(bi-modal distribution)**가 보고되었다. 이 중 100μm 이상의 큰 비말은 빠르게 침강하여 2m 이내의 접촉자에게게만 영향을 주지만, 10μm 이하의 작은 비말은 공기 중 장시간 부유하며 주된 공기 전파 요인으로 작용한다.

감기에 걸리지 않는법

2) 비말 입자 내 바이러스 함유량

비말 내 바이러스 개수는 비말의 초기 크기와 타액 내 바이러스 농도에 따라 결정된다. 코로나19 환자의 타액 내 평균 바이러스 농도는 7×10^6 copies/mL, 최대 2.35×10^9 copies/mL 까지 보고되었다. 이를 바탕으로 한 추정에 따르면:

- 직경 $12 \mu m$ 비말 1방울 내에는 약 6.33×10^3 copies
- 직경 $20 \mu m$ 비말 1방울 내에는 약 3.52×10^4 copies

따라서, 1시간 동안 대화가 지속될 경우 발생 가능한 비말 수와 농도를 고려하면, 약 $1.48 \times 10^4 \sim 6.86 \times 10^4$ copies의 바이러스가 배출될 수 있는 것으로 추정된다. 이는 대화와 같은 일상적 행위만으로도 감염성 있는 바이러스 입자가 충분히 외부 환경으로 확산될 수 있음을 의미한다.

3) 작은 입자와 큰 입자의 비교

$0.2 \mu m$ 크기의 비말입자는 바이러스 함유 확률이 매우 낮아

감염에 기여할 가능성이 제한적이다. 반면, 4μm 전후의 입자는 높은 바이러스 함유율과 동시에 장시간 공기 중 부유 가능성을 지니며, 실제 감염 전파에서 중요한 역할을 한다. 이는 감염 효율이 특정 크기의 비말 영역(특히 1-10μm)에 집중됨을 시사한다.

4) 최소 감염량과 임계 농도

코로나19의 경우 정확한 최소 감염량은 아직 규명되지 않았으나, 최근 연구에서는 100개 이상의 입자가 필요할 것으로 추정되며, 이는 인플루엔자 H1N1의 약 700개와 비교하여 상대적으로 낮은 수준으로 보고된다. 그러나 동일한 바이러스라 하더라도 숙주의 면역 상태, 노출 시간, 환경 조건에 따라 감염 여부가 달라진다. 따라서 최소 감염량(MID) 개념은 단순 수치라기보다 **임계 농도(threshold concentration**)로 이해하는 것이 보다 타당하다.

신체 면역 시스템은 외부 병원체로부터 숙주를 보호하는 복잡하면서도 정교한 방어 체계이다. 본문은 면역 반응의 기본 원리를 고찰하고, 선천면역과 후천면역의 상호작용 과정을 단계적으로 분석한다. 특히 병원체 인식, 염증 반응, 항원 제시, 세포 매개 면역 및 체액 면역으로 이어지는 반응 과정을 구체적으로 설명하며, 이를 통해 바이러스 감염 시 면역계가 어떻게 체내 항상성을 유지하는지 논의한다. 또한 최신 연구 동향을 반영하여 면역학적 균형의 중요성 검토한다.

부록

-

면역 시스템의 정의와 의의,
선천면역과 후천면역의 기본 구분

1. 본론(Main Body)

1) 선천면역(Innate Immunity)

- 물리적 장벽: 피부, 점막, 섬모
- 세포 기전: 탐식세포(대식세포, 호중구), 자연살해세포 (NK)
- 분자 기전: 보체 시스템, 인터페론, 사이토카인
- 특징: 빠른 반응, 비특이적

2) 후천면역(Adaptive Immunity)

- 항원 특이적 인식: T세포와 B세포
- 세포성 면역: $CD8^+$ T세포에 의한 감염세포 제거
- 체액성 면역: B세포 → 형질세포 → 항체 생성 → 면역 기억 형성

감기에 걸리지 않는법

3) 면역 반응의 단계적 과정

- 병원체 침입 → 선천면역 활성화
- 염증 반응 및 항원 제시 → 수지상세포(Dendritic cell)의 역할
- T세포 활성화 → 세포 면역 유도
- B세포 활성화 → 항체 생산
- 면역 기억 세포 형성 → 장기적 보호

4) 면역 조절과 균형

- 과도한 면역 반응 → 자가면역질환
- 면역 결핍 → 반복 감염
- 균형 유지의 중요성

2. 결론(Conclusion)

선천면역과 후천면역의 유기적 협력은 병원체 방어와 면역

기억에 핵심적 역할을 담당한다.

면역 반응 이해는 감염병 치료, 백신 개발, 자가면역질환 예방에 도움이 될 것이다.

향후 연구 방향: 면역 반응의 개별 단계에 대한 정밀 조절 전략 개발.

부록
-
신체 면역 시스템의 원리(과정)

Introduction

인체 면역 시스템은 병원체로부터 생명체를 보호하기 위해 진화해 온 가장 정교한 방어 체계 중 하나이다. 바이러스, 세균, 곰팡이, 기생충 등 다양한 외부 병원체는 끊임없이 숙주에 침입하여 감염을 일으키려 하지만, 인체는 이들에 대항하기 위한 다층적이고 상호 보완적인 면역 반응을 보유하고 있다. 면역 시스템은 크게 **선천면역(innate immunity)**과 **후천면역 (adaptive immunity)**으로 구분되며, 두 체계는 독립적으로 작동하지 않고 유기적으로 상호작용하여 최적의 방어 기능을 발휘한다.

선천면역은 태어날 때부터 존재하는 1차 방어선으로, 피부·점막과 같은 물리적 장벽을 비롯해 보체계, 대식세포 (macrophages), 자연살해세포(NK cells) 등이 포함된다. 이는 비특이적이지만 빠른 반응을 통해 병원체의 확산을 초기에 억제한다. 반면, 후천면역은 특정 항원에 대해 맞춤형 반응을 일으키며, T세포와 B세포를 중심으로 고도로 특이적이고 장기적인 면역 기억을 형성한다.

최근 면역학 연구는 이러한 방어 체계가 단순히 외부 병원체 제거에 국한되지 않고, 체내 항상성 유지와 조직 복구에도 핵심적인 역할을 담당한다는 사실을 밝혀내고 있다. 특히 바이러스 감염 상황에서 면역 반응은 생존을 결정짓는 주요 요인이며, 선천면역과 후천면역의 상호작용은 감염의 경과와 예후를 좌우한다.

따라서 본문에서는 신체 면역 시스템의 원리를 단계별 과정에 따라 정리하고, 선천면역과 후천면역의 상호작용을 종합적으로 고찰한다. 나아가, 면역 반응이 바이러스 감염을 치료·억제하는 과정을 학문적으로 설명함으로써 임상적 적용 가능성과 면역학적 의의를 제시하고자 한다.

1. 선천면역(Innate Immunity) 본론(Main Body)

1) 개념과 특징

선천면역은 인체 면역 시스템의 1차 방어선으로, 병원체의 종류나 이전 감염 경험과 관계없이 작동하는 비특이적(non-specific) 면역 반응이다. 감염 초기에 가장 빠르게 활성화되며, 병원체의 증식을 억제하고 후천면역의 활성화를 유도하는 **다리 역할**(bridge)을 수행한다.

주요 특징은 다음과 같다.

- 즉각성: 병원체 침입 직후 수 분에서 수 시간 내에 반응이 시작된다.
- 비특이성: 특정 항원에 의존하지 않고, 다양한 병원체를 공통적으로 인식한다.
- 무기억성: 동일 병원체에 반복 노출되더라도 반응의 강도가 크게 변하지 않는다.

2) 병원체 인식 메커니즘

선천면역은 병원체의 고유 분자 구조인 **병원체연관분자패턴**(PAMPs, pathogen-associated molecular patterns)을 인식한다. 이 과정은 **유형인식수용체**(PRRs, pattern recognition receptors)에 의해 매개되며, 대표적으로 Toll-like receptors(TLRs), NOD-like receptors(NLRs), **RIG-I-like receptors(RLRs)**가 있다.

- PAMPs 예시: LPS(그람음성균), dsRNA(바이러스), CpG DNA(세균), 만난(mannan, 진균)
- PRRs 역할: PAMPs를 인식하여 사이토카인 분비, 염증 반응 유도, 탐식작용(phagocytosis) 촉진

3) 주요 구성 요소

- 물리적·화학적 장벽
  피부, 점막, 위산, 항균 펩타이드 등이 1차 방어벽으로 작용한다.
- 세포성 면역(Cellular immunity)
- 대식세포(Macrophages): 병원체를 탐식(phagocytosis) 하고 항원을 제시한다.
- 호중구(Neutrophils): 급성 염증 초기에 가장 먼저 동원되어 병원체를 제거한다.
- 자연살해세포(NK cells): 바이러스에 감염된 세포나 종양세포를 직접 파괴한다.
- 체액성 면역(Humoral immunity)
- 보체계(Complement system): 병원체를 용해시키고 염

중 반응을 증폭시킨다.

- 사이토카인(Cytokines): 대식세포 등에서 분비되어 염증과 면역세포 활성화에 기여한다.
- 인터페론(Interferons, IFN-α, β, χ): 바이러스 증식을 억제하고 NK세포 및 대식세포를 활성화한다.

4) 선천면역의 기능적 역할

- 병원체 초기 억제: 감염 초기에 바이러스 복제를 제한한다.
- 염증 반응 유도: 혈관 투과성을 증가시켜 면역세포 이동을 촉진한다.
- 적응면역 활성화: 수지상세포(dendritic cells)와 대식세포가 항원을 제시하여 T세포와 B세포 반응을 유도한다.

감기에 걸리지 않는법

2. 후천면역(Adaptive Immunity) 본론(Main Body)

1) 개념과 특징

후천면역은 특이적(specific) 면역 반응으로, 병원체의 특정 항원을 인식하여 표적화된 방어를 수행한다.

선천면역에 비해 발현 속도는 느리지만(수일 소요), **면역 기억(immunological memory)**을 형성하여 동일 병원체 재감염 시 더 빠르고 강력한 반응을 일으킨다.

주요 특징

- 항원 특이성: 특정 항원을 인식하는 T세포 수용체(TCR), B세포 수용체(BCR)를 통해 반응한다.
- 면역 기억: 기억 T세포와 기억 B세포를 형성하여 장기적인 면역을 제공한다.
- 다양성: 수많은 항원에 대응할 수 있도록 유전자 재조합 (V(D)J recombination)을 통해 다양한 수용체를 생성한다.

2) 주요 구성 요소

세포성 면역(Cell-mediated immunity)

- T세포(T lymphocytes)
- 보조 T세포(CD4⁺ T cells): 사이토카인을 분비하여 다른 면역세포를 조절·활성화한다.
- Th1: 세포성 면역 촉진(대식세포, CTL 활성화).
- Th2: 체액성 면역 촉진(B세포 항체 생성 유도).
- Th17: 염증 반응 및 호중구 동원.
- 세포독성 T세포(CD8⁺ CTLs): 바이러스 감염세포나 종양 세포를 직접 사멸한다.
- 조절 T세포(Treg): 과도한 면역반응을 억제하여 자가면역을 방지한다.

체액성 면역(Humoral immunity)

- B세포(B lymphocytes): 항체(면역글로불린, Ig)를 생성하여 항원을 중화한다.
- IgM: 초기 반응에서 생성, 보체 활성화.
- IgG: 가장 풍부한 항체, 장기적 면역 제공.

- IgA: 점막 면역, 침·눈물·모유에 존재.
- IgE: 알레르기 및 기생충 감염 반응.
- 형질세포(Plasma cells): 활성화된 B세포가 분화하여 대량의 항체를 분비한다.
- 기억 B세포: 재감염 시 빠른 항체 반응을 유도한다.

3) 후천면역 반응 과정

① 항원 인지(Antigen recognition)

수지상세포(dendritic cells)가 항원을 처리하여 MHC 분자와 함께 T세포에 제시한다.

T세포와 B세포는 항원 특이적 수용체를 통해 항원을 인식한다.

② 클론 증식(Clonal expansion)

항원을 인식한 T세포와 B세포가 대량 증식한다.

③ 분화(Differentiation)

T세포 → Th1, Th2, Th17, CTL, Treg

B세포 → 형질세포, 기억 B세포

④ 효과기 반응(Effector response)

CTL: 감염세포 파괴

B세포: 항체 분비 → 바이러스 중화, 보체 활성화, 옵소

닌화

⑤ 기억 형성(Memory formation)

장기적 면역 기억을 통해 같은 병원체 재침입 시 신속하

고 강력한 반응을 유도한다.

4) 선천면역과 후천면역의 상호작용

선천면역은 항원을 처리·제시하여 후천면역을 활성화한다.

후천면역은 항체 및 사이토카인을 통해 선천면역 반응을

증폭시킨다.

이 두 체계는 상호 보완적으로 작용하며, 인체의 완전한 면

역 방어를 형성한다.

부록

-

신체 면역 시스템의 원리(과정)

1. 서론(Introduction)

본문에서는 인체 면역 시스템의 기본 구조와 작동 과정을 단계별로 살펴보고, 선천면역과 후천면역의 상호작용을 종합적으로 고찰한다.

2. 선천면역(Innate Immunity) 본론(Main Body)

1) 개념과 특징

- 태어날 때부터 가지는 비특이적 방어 체계.
- 병원체 침입 직후 빠르게 반응.
- 자기(self)와 비자기(non-self)의 구분이 핵심.

주요 세포: 대식세포(macrophages), 호중구(neutrophils), 수지상세포(dendritic cells)

2) 병원체 인식과 PAMPs

- 병원체는 고유한 PAMPs(Pathogen-Associated Molecular Patterns)를 가지고 있음.
- 숙주는 PRRs(Pattern Recognition Receptors, 예: Toll-like receptor)를 통해 이를 인식.
- 인식 결과, 염증 반응과 탐식 작용이 유도됨.

3) 체액성 매개체

- 보체계(Complement system): C3 분해 → 병원체 용해, 염증 유발, 옵소닌화(opsonization)
- 사이토카인(Cytokines): 대식세포 등이 분비, 염증 유도 및 면역세포 활성.
- 인터페론(IFN-α, β, χ): 바이러스 증식 억제 및 NK세포 활성화.

4) 식균작용(Phagocytosis)

- 대식세포·호중구가 병원체를 섭취 후 phagolysosome에서 파괴.
- 산화적 살균(Oxidative killing): 활성산소종(ROS), NO
- 비산화적 살균: 항균 단백질, 효소

3. 후천면역(Adaptive Immunity) 본론(Main Body)

1) 개념과 특징

- 병원체에 특이적으로 반응.
- 발현 속도는 느리지만 면역 기억(memory) 형성.
- 유전자 재조합을 통한 수용체 다양성.

2) 세포성 면역(Cell-mediated Immunity)

- CD4$^+$ T세포(Helper T cells): 사이토카인 분비, 면역 반응

조절.

- CD8⁺ T세포(Cytotoxic T Lymphocytes, CTLs): 감염세포 사멸.
- Treg: 과도한 면역 반응 억제.

3) 체액성 면역(Humoral Immunity)

- **B세포 → 형질세포(Plasma cell)**로 분화 → 항체(면역글로불린, Ig) 생성

4) 선천면역과 후천면역의 상호작용

- 선천면역 → 후천면역: 수지상세포가 항원을 제시하여 T세포 활성화.
- 후천면역 → 선천면역: 항체와 사이토카인이 대식세포, NK세포 기능을 강화.

두 체계는 분리된 것이 아니라, 연속적이고 상호 보완적인 면역 네트워크를 형성한다.

5) 결론(Conclusion)

선천면역은 빠른 속도로 병원체를 인식하고 초기 방어를 담당하며, 후천면역은 항원 특이적인 반응과 기억을 통해 장기적이고 효과적인 면역을 형성한다. 이러한 상호작용은 인체가 외부 병원체에 대해 효율적으로 대응하고, 재감염 시 더 신속하게 반응할 수 있는 근거를 마련한다. 따라서 면역 시스템의 작동 원리를 이해하는 것은 감염병 예방과 치료 전략 수립에 있어 핵심적이다.

감기에 걸리지 않는법

부록

-

선천면역과 후천면역의 구분,
자기/비자기 개념 → 교과서 기본 정의

1. 본론 - 선천면역

- PAMPs / PRRs(Toll-like receptor 등)
- 보체계(Classical, Lectin, Alternative 경로 → C3/C5 → MAC 형성)
- 사이토카인, 인터페론(α, β, γ IFN 역할)
- 탐식작용(Phagolysosome, 산화적/비산화적 살균)

2. 본론 - 후천면역

- T세포(CD4, CD8, Treg 분류 및 기능)
- B세포 → 형질세포 → 항체 생성
- 항체의 기능(중화, 옵소닌화, 보체 활성화)
- 후천면역 반응 5단계(항원 인지 → 클론 증식 → 분화 → 효과기 반응 → 기억 형성)

1) 사용되는 면역체 수

단계별 "최소 동원" 추정

0단계: 점막 장벽/비세포성 요소(추가 동원 = 0)

점액, 섬모운동, 분비 IgA, 국소 항균 펩타이드 등 "상시 존재" 요소로 1개 비리온은 보통 소거됩니다.

1단계: 감염세포 1개 + IFN 기반 자가 - 국소 방어

감염된 상피세포 1개가 IFN-α/β 분비 → 인접 수~수십 개 상피세포에 항바이러스 유전자(ISG) 유도.

이 과정은 주로 상피세포의 내재 기전이라, 별도의 면역세포 "동원 수"는 0으로 잡습니다.

단, 국소 조직상주 대식세포/수지상세포가 감염세포 파편/유리항원을 소량 포획(1-3개 수준)할 수 있습니다.

최소 동원(상주세포의 기능적 개입): ~1-3개(대식세포/수지상세포 합)

2단계: NK 세포에 의한 '초기 차단' 경로(추가 동원: 한 자릿수~수십 개)

목표: CTL(후천면역) 증식 없이 NK만으로 초기 증식을 끊는 최소 경로.

가정: 감염세포 1개

b개의 비리온 방출 전/직후 NK에 의해 사멸되면, 2차 감염이 거의 생기지 않음.

NK 1개가 짧은 시간에 감염세포 1개를 제거할 수 있음(현실적).

감염세포 탐지·접촉 효율을 고려해 안전 계수 3-10배 필요.

- 최소 동원 NK 수(오더): ~3-10개.

조직 접근/탐색 손실을 감안해도 수십 개 내에서 수습 가능.

- 결론(경로 A): NK 중심의 조기 종결이면,

총 추가 동원 세포 수(최소) ≈ (대식/수지상 1-3) + NK 3-10
= 대략 4-13개 수준에서도 종결 가능

**3단계: NK 실패 시, 극소 확산 + 초기 선천염증(추가 동원:
수십~수백 개)**

NK가 너무 늦게 도착하거나, 감염세포가 한두 라운드 복제
를 완료하여 **감염세포 수가 n(= 2-10)**로 늘었다고 가정.

필요 NK 수 ≈ n × (3 - 10) → 대략 수십~100개 미만

결론(경로 B): 극소 확산 후 선천면역으로 봉합 시,
총 추가 동원 ≈ 수십~100여 개대

요약: "1개 비리온" 기준 최소 동원 면역세포 수 범위

종결 경로 조건(개념) 추가 동원 최소치(오더) 설명

A. NK 단독 조기 종결 감염세포 1개 단계에서 차단 한 자릿
수~수십 개(≈ 4-13+α) 상주 식세포 1-3 + NK 3-10

B. 극소 확산 후 선천 봉합 감염세포가 수 개~수십 개로 늘

었으나 적응면역 전 제어 수십~100여 개 NK와 호중구/ 대식세포 소규모 증원.

C. CTL 최소 개입 종결 선천만으로 애매 → CTL 클론 확장 소규모 10^3 ~ 10^4 DC 1-5, CTL 10^3-10^4, NK/식세포 $\leq 10^2$

D. 항체까지 최소 개입 점막 중화 필요 시 수백~수천(형질 세포 기준) 작은 병소 전제 시 최소로도 충분 가능.

2) 핵심 메시지

바이러스 입자 1개로 감염이 시작된다는 극단적 "최소" 시 나리오에서, 최소 동원 면역세포 수의 이론적 하한은 **수(數)~ 수십 개(상주 식세포 + NK)**로도 설명 가능하며,

극소 확산 후 선천면역으로 봉합하면 수십~100여 개, 적응 면역(CTL)이 최소 개입하면 10^3-10^4 오더가 현실적 하한이다.

즉, 임상적으로 유의한 '최소 동원'의 하한선은 "수십 → 10^3-10^4"의 계단식 범위이며, 이는 NK 조기 차단 가능성과 감 염 확산 정도에 의해 결정.

감기에 걸리지 않는법

3) 성인이 평균적으로 보유한 면역세포의 수

Abstract

성인(평균 체중 73kg)의 체내 면역세포 총수는 약 1.8조 개로, 총 질량은 약 1.2kg에 해당한다. 림프구와 호중구는 전체 면역세포 수의 약 75%를 차지하며, 대식세포는 세포 수 비율은 10%에 불과하지만 질량의 절반을 차지한다. 본문에서는 성인의 평균 면역세포 수와 그 분포를 정리하고, 면역학적 의의와 향후 연구 필요성을 논의한다.

① 총 면역세포 수 및 무게

평균 성인 남성(73kg 기준): 1.8×10^{12}개(1.5-2.3×10^{12}, 95% CI)

총 질량: 1.2kg(범위 0.8-1.9kg)

② 세포 유형별 분포

림프구: 수 40%, 질량 15%

호중구: 수·질량 모두 림프구와 유사

대식세포: 수 10%, 질량 50%

기타 세포(호산구, 호염구, 수지상세포, 형질세포 등): 소

수이나 특정 조직에서 중요 역할

③ 조직별 분포

골수: 전체 면역세포의 약 40%

림프계(림프절, 비장 등): 약 39%

피부, 폐, 위장관: 각각 3-4%

혈액: 약 2%(혈액 내 백혈구는 전체 혈액세포의 0.1%
수준)

④ 성별·연령별 비교

성인 남성(73kg): 1.8조 개

성인 여성(60kg): 1.5조 개

아동(10세, 32kg): 1조 개

논의

본 분석은 성인의 면역세포 수를 전신적 차원에서 정량화
한 결과이다. 림프구와 호중구가 개수 면에서 우세하나, 질량
분석에서는 대식세포가 면역 체계의 핵심적 무게를 차지한다
는 점이 특징적이다. 이는 대식세포가 조직 내 항상성을 유지
하고 항원 처리·제시 과정에 있어 중심적 역할을 한다는 점과
일치한다.

또한, 조직별 분포에서 골수와 림프계가 전체의 80% 이상을 차지하는 반면, 말초 혈액 내에는 극히 일부만 존재함이 확인되었다. 이는 혈액 내 세포 수만으로 면역 상태를 평가하는 한계점을 시사한다.

성별·연령별 비교에서는 체중에 비례하여 총 면역세포 수가 달라지지만, 세포 유형별 분포 비율은 유사하게 유지되었다. 이는 면역 체계가 신체 크기에 맞추어 선형적으로 조정된다는 점을 의미한다.

4) 결론(Conclusion)

성인은 평균적으로 약 1.8조 개의 면역 세포를 보유하며, 이들의 총 질량은 약 1.2kg이다. 림프구와 호중구가 수적으로는 대부분을 차지하지만, 대식세포가 질량 면에서 가장 큰 비중을 차지한다.

성인의 평균 면역세포 수는 약 1.8조 개, 총 질량은 약 1.2kg으로 추정된다. 림프구와 호중구가 수적으로 우세하며, 대식세포는 질량에서 우세하다. 이러한 정량적 이해는 감염, 면역 질환, 노화 등 다양한 의학적 현상을 설명하는 데 기초 자료로 활용될 수 있다.

5) 토론(Discussion)

본 연구는 인체 면역 세포의 수적·질량적 구성을 종합적으로 제시하였다. 림프구와 호중구가 수적으로는 우세하지만, 대식세포가 차지하는 질량 비율이 높다는 점은 면역 반응에서 대식세포의 구조적·기능적 중요성을 시사한다. 또한 면역 세포의 대다수가 골수와 림프절에 집중되어 있다는 점은, 혈액 검사를 통한 면역 상태 평가가 전체 면역계의 부분적 반영에 불과하다는 점을 보여 준다.

참고문헌(References)

Hinds, W. C. (1999). Aerosol technology: Properties, behavior, and measurement of airborne particles(2nd ed.). Wiley. Groneberg, D. A., et al. (2005). Severe acute respiratory syndrome: Clinical features, diagnosis, and treatment. European Respiratory Journal, 25(3), 587-597. Alaghatani, A., et al. (2016). Middle East respiratory syndrome coronavirus(MERS-CoV): A review. Clinical Medicine Insights: Circulatory, Respiratory and Pulmonary Medicine, 10, 1-6. Chen, N., et al. (2020). Epidemiological and clinical characteristics of 99 cases of 2019 novel coronavirus pneumonia in Wuhan, China: A descriptive study. The Lancet, 395(10223), 507-513. Stadnytskyi, V., Bax, C. E., Bax, A., & Anfinrud, P. (2020). The airborne lifetime of small speech droplets and their potential importance in SARS-CoV-2 transmission. Proceedings of the National Academy of Sciences, 117(22), 11875-11877. Smith, J. C., et al. (2009). Human exhaled aerosol distributions and their relation to disease states. Journal of Aerosol Medicine and

Pulmonary Drug Delivery, 22(2), 123-132. Wölfel, R., et al. (2020). Virological assessment of hospitalized patients with COVID-2019. Nature, 581(7809), 465-469. Karimzadeh, S., Bhopal, R., & Nguyen Tien, H. (2020). Review of infective dose, routes of transmission, and outcome of COVID-19 caused by the SARS-CoV-2 virus: Comparison with other respiratory viruses. Epidemiology and Infection, 148, e162. Korean Academy of Family Medicine. (1990). The common cold: Etiology and management. Family Physician, 11(10), 1-12. Park, K.-S. (2011). Transmission routes of cold viruses. Korean Journal of Family Practice, 1(1), 1-9. Korean Society of Otolaryngology. (2003). Pathophysiology and treatment of rhinovirus infection. Korean Journal of Otolaryngology, 46(2), 93-99. Korean Journal of Healthcare-associated Infection Control and Prevention. (2020). Viral structure, replication, and disinfection. Korean Journal of Healthcare-associated Infection Control and Prevention, 25(2), 100-104. Lee, J. H., et al. (2019). Characteristics of droplet generation during speaking and coughing. Journal of Aerosol Science, 135, 46-54. Korean Journal of Pediatrics. (2005). Innate immunity and pattern recognition mechanisms. Korean Journal of Pediatrics, 48(11), 1111-1119. Korean Association of Immunologists. (2004). Immune responses to viral infection. Immune Network, 4(2), 673-680. Zinkernagel, R. M. (1996).

Immunology taught by viruses. Science, 271(5246), 173-178. Sender, R., & Milo, R. (2021). The distribution of immune cells in the human body. Proceedings of the National Academy of Sciences, 118(3)